Sitzungsberichte
der Heidelberger Akademie der Wissenschaften
Mathematisch-naturwissenschaftliche Klasse

Die Jahrgänge bis 1921 einschließlich erschienen im Verlag von Carl Winter, Universitätsbuchhandlung in Heidelberg, die Jahrgänge 1922—1933 im Verlag Walter de Gruyter & Co. in Berlin, die Jahrgänge 1934—1944 bei der Weißschen Universitätsbuchhandlung in Heidelberg. 1945, 1946 und 1947 sind keine Sitzungsberichte erschienen.

Ab Jahrgang 1948 erscheinen die „Sitzungsberichte" im Springer-Verlag.

Inhalt des Jahrgangs 1952:

1. W. Rauh. Vegetationsstudien im Hohen Atlas und dessen Vorland. DM 17.80.
2. E. Rodenwaldt. Pest in Venedig 1575—1577. Ein Beitrag zur Frage der Infektkette bei den Pestepidemien West-Europas. DM 28.—.
3. E. Nickel. Die petrogenetische Stellung der Tromm zwischen Bergsträßer und Böllsteiner Odenwald. DM 20.40.

Inhalt des Jahrgangs 1953/55:

1. Y. Reenpää. Über die Struktur der Sinnesmannigfaltigkeit und der Reizbegriffe. DM 3.50.
2. A. Seybold. Untersuchungen über den Farbwechsel von Blumenblättern, Früchten und Samenschalen. DM 13.90.
3. K. Freudenberg und G. Schuhmacher. Die Ultraviolett-Absorptionsspektren von künstlichem und natürlichem Lignin sowie von Modellverbindungen. DM 7.20.
4. W. Roelcke. Über die Wellengleichung bei Grenzkreisgruppen erster Art. DM 24.30.

Inhalt des Jahrgangs 1956/57:

1. E. Rodenwaldt. Die Gesundheitsgesetzgebung der Magistrato della sanità Venedigs 1486—1550. DM 13.—.
2. H. Reznik. Untersuchungen über die physiologische Bedeutung der chymochromen Farbstoffe. DM 16.80.
3. G. Hieronymi. Über den altersbedingten Formwandel elastischer und muskulärer Arterien. DM 23.—.
4. Symposium über Probleme der Spektralphotometrie. Herausgegeben von H. Kienle. DM 14.60.

Inhalt des Jahrgangs 1958:

1. W. Rauh. Beitrag zur Kenntnis der peruanischen Kakteenvegetation. DM 113.40.
2. W. Kuhn. Erzeugung mechanischer aus chemischer Energie durch homogene sowie durch quergestreifte synthetische Fäden. DM 2.90.

Inhalt des Jahrgangs 1959:

1. W. Rauh und H. Falk. Stylites E. Amstutz, eine neue Isoëtacee aus den Hochanden Perus. 1. Teil. DM 23.40.
2. W. Rauh und H. Falk. Stylites E. Amstutz, eine neue Isoëtacee aus den Hochanden Perus. 2. Teil. DM 33.—.
3. H. A. Weidenmüller. Eine allgemeine Formulierung der Theorie der Oberflächenreaktionen mit Anwendung auf die Winkelverteilung bei Strippingreaktionen. DM 6.30.
4. M. Ehlich und M. Müller. Über die Differentialgleichungen der bimolekularen Reaktion 2. Ordnung. DM 11.40.
5. Vorträge und Diskussionen beim Kolloquium über Bildwandler und Bildspeicherröhren. Herausgegeben von H. Siedentopf. DM 16.20.
6. H. J. Mang. Zur Theorie des α-Zerfalls. DM 10.—.

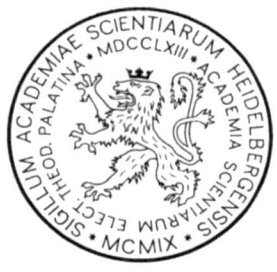

Sitzungsberichte der Heidelberger Akademie der Wissenschaften
Mathematisch-naturwissenschaftliche Klasse

Jahrgang 1972, 2. Abhandlung

W. Doerr

Pathologie der Coronargefäße

Anthropologische Aspekte

(Vorgelegt in der Sitzung vom 22. April 1972)

Springer-Verlag Berlin Heidelberg GmbH 1972

ISBN 978-3-540-05910-3   ISBN 978-3-642-87782-7 (eBook)
DOI 10.1007/978-3-642-87782-7

Das Werk ist urheberrechtlich geschützt. Die dadurch begründeten Rechte, insbesondere die der Übersetzung, des Nachdruckes, der Entnahme der Abbildungen, der Funksendung, der Wiedergabe auf photomechanischem oder ähnlichem Wege und der Speicherung in Datenverarbeitungsanlagen bleiben, auch bei nur auszugsweiser Verwertung, vorbehalten.
Bei Vervielfältigung für gewerbliche Zwecke ist gemäß § 54 UrhG eine Vergütung an den Verlag zu zahlen, deren Höhe mit dem Verlag zu vereinbaren ist.
© by Springer-Verlag Berlin Heidelberg 1972.
Ursprünglich erschienen bei Springer-Verlag Berlin Heidelberg New York 1972.

Die Wiedergabe von Gebrauchs-namen, Warenbezeichnungen usw. in diesem Werk berechtigt auch ohne besondere Kennzeichnung nicht zu der Annahme, daß solche Namen im Sinne der Warenzeichen- und Markenschutz-Gesetzgebung als frei zu betrachten wären und daher von jedermann benutzt werden dürften.

Universitätsdruckerei H. Stürtz AG, Würzburg

Pathologie der Coronargefäße[*]

Anthropologische Aspekte

Wilhelm Doerr[**]

Pathologisches Institut der Universität Heidelberg

Mit 17 Abbildungen

Der Einladung Ihres Präsidenten, in diesem Kreise zu sprechen, bin ich mit Vergnügen gefolgt. Seit meinen ersten wissenschaftlichen Bemühungen (1938) habe ich mich immer wieder mit *den* Fragen aus dem Gebiet der pathologischen Anatomie des Herzens beschäftigt, welche gerade in Wien entscheidend gefördert wurden. So betrachte ich als meine Lehrer – in der Sache und im Geiste – Persönlichkeit und Werk von Julius Tandler mit Alexander Spitzer und Ferdinand Hochstetter mit Eduard Pernkopf. Noch heute befinde ich mich mit ihren Manen in einem gleichsam niemals zu Ende geführten Gespräch.

Es ist Ihnen nicht entgangen, daß in den letzten Monaten eine nicht ohne Temperament geführte Erörterung vor allem durch die Laienpresse ging, die einer „Entmachtung" des Coronarkreislaufes von seiner Schlüsselstellung gleichzukommen schien. Hier müssen wir einsetzen. Erlauben Sie, daß ich mit einer nicht eben alltäglichen Betrachtung beginne:

Unser Bild zeigt Alexander Spitzer (Abb. 1). Er war Schüler Julius Tandlers, ein ebenso fein- wie eigensinniger Gelehrter. Mit Ausbruch des Krieges 1939 empfing ich einen letzten ausführlichen Brief in seiner wie gestochenen kalligraphischen Handschrift. Frau Professor Erna Lesky hat mir Einblick in Spitzers Universitätsakten verschafft. Er war ein Mensch mosaischen Glaubens, sein Leben endete 1942 im 74. Lebensjahr in Theresienstadt.

Jenem Manne verdanken wir eine Reihe umfangreicher Studien über Ursachen und Mechanismen der Zweiteilung des Wirbeltierherzens (1919, 1921, 1923). Sie implizieren ein *phylogenetisches Prinzip*, das auch den Bauplan des menschlichen Herzens beherrscht. Jenseits desselben gibt es keine Ökonomie der Herzarbeit.

---

[*] Vorgetragen auf der Tagung der van Swieten-Gesellschaft, Wien am 26. 10. 1971.
[**] Herrn Prof. Dr. Dr. h. c. Dr. h. c. Fritz Linder, Direktor der Chirurgischen Univ.-Klinik Heidelberg, zur Vollendung des 60. Lebensjahres (3. Januar 1972) in freundschaftlicher Verbundenheit.

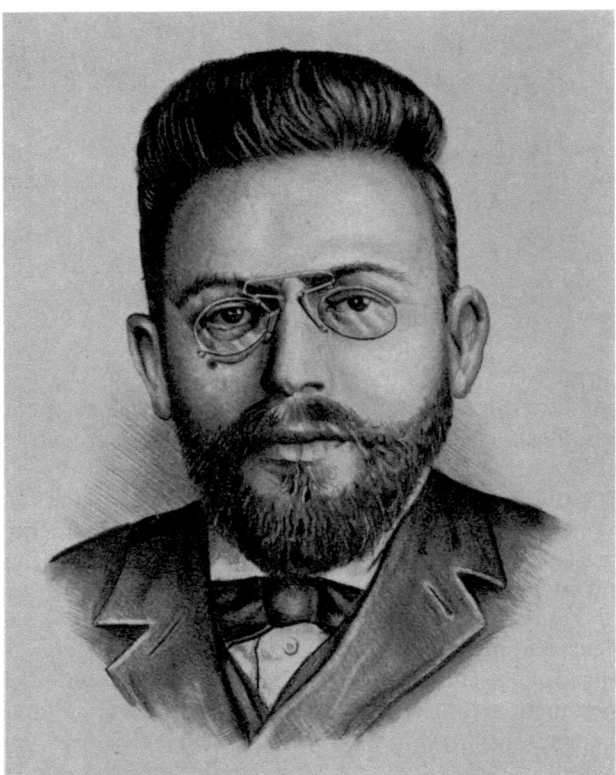

Abb. 1. Prof. Dr. Alexander Spitzer, geboren 1868 in Miskolcz (Ungarn), gestorben 1942 in Theresienstadt; Schüler von Julius Tandler, Konzeption des phylogenetischen Prinzips der Organisation auch des menschlichen Herzens

Was wissen wir über die *vergleichende Anatomie der Kranzschlagadern*, besonders deren stammesgeschichtliche Wertigkeit? *Waren* und *sind* sie die einzigen Sauerstoffzubringer? Gibt es auch andere Möglichkeiten der Herzernährung? — Wir können das Problem nicht angehen, ohne eine Prämisse gegeben zu haben (Abb. 2): Die Pathologie der Coronargefäße interessiert uns *nur* unter dem Gesichtspunkt sog. *Coronarinsuffizienz.* Diese ist *eine* der möglichen Insuffizienzformen des Herzens; sie ist die wichtigste. F. Büchner versteht unter Coronarinsuffizienz Zustände, bei denen im Herzmuskel ein Mißverhältnis zwischen Blutbedarf und Blutangebot besteht. Für *mich* ist Coronarinsuffizienz der Ausdruck einer Störung der Synergide zwischen energieliefernden Stoffen und Einrichtungen — nach Quantität und Qualität — *und* dem Myokard (Doerr, 1970). So wie man von Hepaton, Nephron, Osteon, Odonton spricht,

Pathologie der Coronargefäße

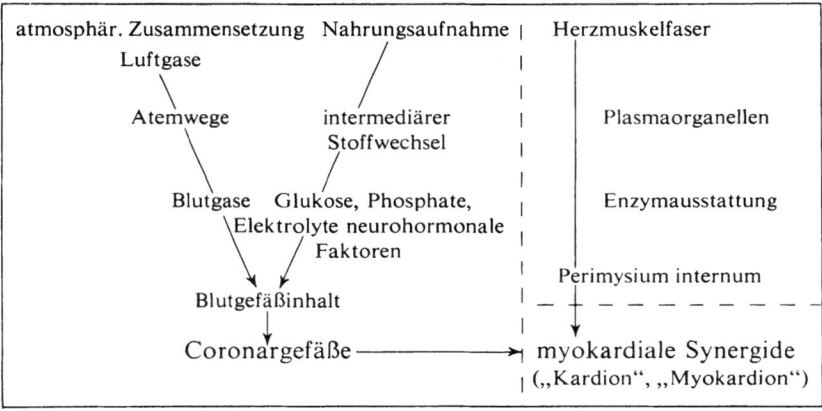

Abb. 2. Schema der formalen Pathogenese der Coronarinsuffizienz. Die Coronarinsuffizienz entsteht durch Störung des Zusammenspiels der integrierenden Elemente einer Synergide (aus W. Doerr, Handb. Allg. Path. Bd. III, Tl. 4; 1970)

so wie Letterer ein Histion als den zentralen Schauplatz von Stoffaustausch und -umsatz herausstellt, so darf ich auf das Kardion, besser Myokardion, verweisen. Die Coronarinsuffizienz wird also wesentlich gesteuert durch Veränderungen an und in den Kranzgefäßen, aber sie kann grundsätzlich auch durch eine Alteration des Partners, nämlich der Muskelfaser, entstehen. Störungen der Durchblutung des Myokard einerseits, Veränderungen der Parenchymzellen sensu stricto zum anderen (Dysenzymatose; Schwund der energieliefernden Substrate) sind imstande, Alterationen der Strukturen zu erzeugen, die einander sehr ähnlich sehen.

Kehren wir zur Phylogenese der Coronararterien zurück. Die stammesgeschichtlich älteste Blutversorgung des Herzmuskels ist eine sinusoidale, d. h. eine direkte unter Ausbuchtung eigenartiger Kleingefäße, welche vom Kammerlumen in die Muskulatur eingelassen sind. Bereits bei Fischen treten zusätzliche Einrichtungen auf. Der Frosch hat nur *eine* Bulbusarterie, die Reptilien haben *zwei*, Vogelherzen nicht selten *drei* Coronararterien. Kolibriherzen schlagen bis 1 000mal in der Minute. Im allgemeinen entsteht da keine Coronarinsuffizienz. In mehreren Tierklassen spielt ein aus den Aa. mammariae internae herrührendes Gefäß eine Rolle, das von kaudal über das „Herzband" zur Herzspitze aufsteigt. Die phylogenetische Stellung der *menschlichen* Herzkranzarterien ist nicht genügend bekannt (Benninghoff, 1933; Robb, 1965; Heine, 1970). Um Kiemenbogenschlagadern handelt es sich nicht, erst recht nicht um Segmentarterien. Man spricht von hypobranchialen

Einrichtungen. Sie müssen wohl als spezialisierte Vasa vasorum gelten. Obwohl bei wildlebenden Tieren eine coronarielle Mangelversorgung nicht unbekannt ist, treten Veränderungen, welche man nach Art und Umfang mit dem menschlichen Myokardinfarkt vergleichen könnte, nur selten auf. Vögel, schnellfüßige Antilopen und Schimpansen sind am meisten, reagible Lebewesen am stärksten gefährdet. Man kann daraus ableiten, daß hinsichtlich der Sauerstoffversorgung des Herzens ein konstruktiver Weg beschritten wurde, der in eine Sackgasse einmündete. Die kapilläre Sinusoidalversorgung aus der Ventrikelhauptlichtung wurde ungenügend und das kaudale Herzband wurde geopfert zu einem Zeitpunkt, zu dem die Kammerzweiteilung vollzogen, das den Vasa vasorum des übrigen Gefäßapparates homologe Coronargefäßsystem aber noch nicht ideal ausgebildet war. *Liegt hier eine Grenze unserer körperlichen Entwicklung?* Stellt die unser Leben bedrohende Coronarinsuffizienz ein somatisches Fatum dar, wie dies Tandler genannt haben würde?

Die Organisation des menschlichen Herzens trägt also die Züge der Heterochronie. Die Zweiteilung in ein rechtes und linkes Herz, in eine Seite mit sauerstoffarmem und -reichem Blut, war erforderlich, um durch *einen* Arbeitsgang *zwei* Kreisläufe, den Lungen- *und* den Körperkreislauf, zu bedienen. Dieser Vorgang entspricht der Verwirklichung des von Spitzer inaugurierten phylogenetischen Prinzips; Lungen- und Körperkreislauf *müssen*, soll ein erfolgreiches Leben in der Atmosphäre unseres Planeten ermöglicht werden, im Sinne eines absolut-quantitativen Austausches angeordnet sein.

Lungen- und Körperkreislauf arbeiten neben-, aber auch hintereinander: Das gesamte, in die Lunge transportierte Blut muß zum linken Herzen und in den großen Kreislauf; und das gesamte, in die Peripherie unseres Körpers geleitete Blut muß zum rechten Herzen und in den Lungenkreislauf. Dies kann nur durch eine gleichzeitige Parallel- und Hintereinanderschaltung erreicht werden. Die beiden Kranzschlagadern des menschlichen Herzens entspringen auf der linken, der sauerstoffreichen Seite, jedoch nicht aus dem Herzen selbst, sondern stromab.

Wenn man vom Standpunkt einer „höheren Warte" zu urteilen hätte, wäre man geneigt, folgende Gedanken auszusprechen: Die Anpassung des Herzens an das agile und reagible Leben „hochgezüchteter" Landsäugetiere durch Ausbau einer interessanten Schaltung der Blutkreisläufe wurde zu einem Zeitpunkt vollzogen, zu dem die Organisation der Coronararterien noch nicht genügend vervollkommnet war. Unser Herz schlägt Jahr für Jahr 42 Millionen mal. Seine außerordentliche Belastung als Pumpe und Triebwerk unseres Lebens als Individuum hätte erst dann in Anspruch genommen werden dürfen, wenn der Nutritionsapparat in einer Weise ausgebaut gewesen wäre, die ein Vielfaches an

Pathologie der Coronargefäße 9

lebenserhaltenden Aktionen garantiert hätte. Es ist, als ob der Durchbruch von der Stufe der vegetativen Existenz, zu deren Erhaltung der kardiovasculäre Apparat genügt haben würde, zu einem psychophysischen Leben hoher Vollkommenheit erzwungen worden ist, lange bevor eine ausreichende Sicherung hatte getroffen werden können. Die Phylogenie des Menschen aus der Sicht des Pathologen ist ebenso erregend wie unverständlich.

Wenn man sich die Mühe macht, die Coronargefäße — Arterien und Venen — durch einen Kunststoff (Technovit) auszugießen, ist man beeindruckt von Reichlichkeit und Dichte der Arborisation. Prima facie scheint es fast unmöglich, daß durch isolierten Verschluß einer Schlagader eine Katastrophe entstehen könnte. Es ist offensichtlich, daß eine Durchblutungsstörung mit Gefahrencharakter erst dann resultiert, wenn entweder 1. ein Hauptstamm ausgefallen ist, wenn 2. zahlreiche benachbarte Gefäße mittleren Kalibers erkrankt sein sollten, oder aber wenn 3. an der Generalzufuhr in eine der beiden Coronarien etwas nicht stimmt. Die Gesamtheit der durch sog. Korrosionsanatomie darstellbaren Gefäße fördert 5—7% des Herzminutenvolumens in Ruhe (Schütz, 1958). Im Falle der Belastung steigt der Wert um 40—120% bei Coronargesunden, um 5—80% bei Coronarkranken (Lüthy et al., 1970). Auf 100 g Herzmuskelgewebe kommen 60—120 ml — im Mittel 84 ml — Blut pro Minute (Grosse-Brockhoff, 1969).

Um einen echten Begriff von den quantitativen Verhältnissen zu bekommen, muß man sich an folgende Daten erinnern: Die Aorta des gesunden jugendlichen Mannes wiegt 80 g; die mit freiem Auge präparierbaren Schlagadern wiegen 300 g; die Länge aller menschlichen Blutgefäße wird auf 50000 km geschätzt. Die Größe ihrer inneren Oberfläche mißt 1/3 ha. Alle Kapillarendothelien zusammengenommen wiegen wahrscheinlich 4—5 kg. Die menschlichen Kranzgefäße unserer Korrosionspräparate wiegen 25 g. Ihre Oberfläche beträgt 2,2 m². Nimmt man aber die Kapillaren hinzu, so beträgt sie etwa 25 m².[1]

Die Messung der *Coronardurchblutung* zeigt komplizierte Verhältnisse. Es finden sich zwei Maxima und zwei Minima. Die Maxima fallen in den Anfang der Diastole und den Anfang der Systole. Die Minima fallen in die Zeit der Höhe der Kammersystole und in die der Vorhofkontraktion. Es ist eine alte pathologisch-anatomische Erfahrung, daß die diastolischen Herzen blutreich, die systolischen blutarm sind.

Der venöse Coronarrückfluß geht verschiedene Wege: Quantitativ weit überwiegend durch den Sinus coronarius, also in den rechten Vorhof; sodann über die Thebesschen Venae cordis minimae, die arte-

---
[1] Herrn Prof. Dr. G. Quadbeck, Heidelberg, danke ich herzlich für die Hilfe bei der Berechnung der coronariellen Gefäßmaße.

	Linke Kammer	Rechte Kammer
Gewicht	150 g	50 g
Länge der Muskelfasern	350 km	240 km
Oberfläche der Muskelfasern	25 m²	12 m²
Oberfläche der Capillaren	8,6 m²	6 m²
$\dfrac{\text{Capillaroberfläche}}{\text{Muskelfaseroberfläche}}$	$\simeq \dfrac{1}{2,9}$	$= \dfrac{1}{2}$

Abb. 3. Zusammenstellung der Maße von Muskelfasern und Blutkapillaren der Außenwände von linker und rechter Herzkammer unter Benutzung einer Berechnung von A. J. Linzbach, überarbeitet von W. Doerr (1951)

riolumenalen Gefäße und die bereits genannten intertrabekulären Sinusoide. Die Existenz dieser kleineren Gefäße ist, wie man durch Embolisationsversuche mit Glaskügelchen mit einem Durchmesser 280 μ beweisen kann, gesichert (Bargmann, 1963). Ihre Leistung kann hier vernachlässigt werden.

Dagegen verdient die Organisation der *terminalen Strombahn* unser besonderes Augenmerk (Abb. 3). Wenn man die Oberfläche der Muskelfasern zur Oberfläche der Kapillaren in Relation bringt, erkennt man ohne Schwierigkeit, daß ein Unterschied zwischen linker und rechter Herzkammer besteht. Geht man von dem Gedanken aus, daß eine Stoffabgabe aus den Blutkapillaren und eine Stoffaufnahme über die Oberfläche der Muskelfasern auch für die Entstehung einer Coronarinsuffizienz wichtig ist, so liegen die Verhältnisse in der rechten Kammerwand günstiger als links, geht es um den Sauerstofftransport. Die Situation ist rechts jedoch schlechter, wenn man die mögliche Anflutung toxischer Substanzen in Rechnung stellt. Untersucht man die Verhältnisse im schematisierten Schnittbild (Abb. 4), erkennt man ohne weiteres, daß die Sauerstoffdiffusion rechts mit Leichtigkeit, links nur mit Mühe die Querschnitte der Muskelfasern überstreicht. Natürlich sind ideale Verhältnisse angenommen, was Verlaufsrichtung der Muskelfasern, Ebene der Schnittführung und Anordnung der Kapillaren anbetrifft. Die Daten sind aber echt (Doerr, 1951), sie sind auch experimentell erhärtet (Grote, 1961). In dieser Organisation der myokardialen Synergide mit der terminalen Strombahn ist *eine* der Voraussetzungen dafür zu erblicken, daß im linken Herzen weit mehr Infarkte auftreten als im rechten.

Welche Entwicklungsstörungen an den Coronargefäßen sind wichtig? (Abb. 5) Betrachten Sie unsere Zusammenstellung als ein aide-mémoire. Der Ursprung einer oder gar beider Coronararterien aus der Pulmonalis gehört zu den echten Katastrophenfällen. Immerhin wird beim sog.

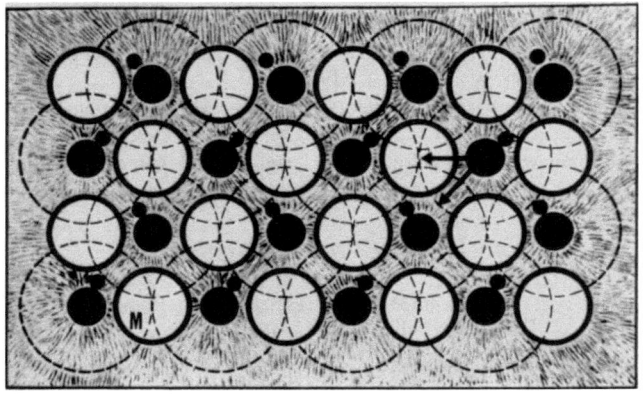

a

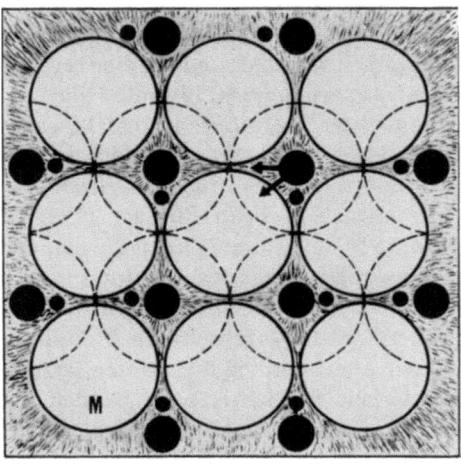

b

Abb. 4. Schema der Querschnitte von Muskelfasern, Blut- und Lymphkapillaren im Bereiche der Außenwand von linker und rechter Herzkammer. Weiße Kreise $M=$ Muskelfasern; dunkle Kreise=Blutkapillaren; graue (kleinste) Kreise=Lymphkapillaren (die hier nicht zur Rede stehen). In der Umgebung der Kapillarquerschnitte Sauerstoffdiffusionsstrecken, radiär gezeichnet. Die rechte Kammer ist besser mit O_2 versorgt als die linke; sie ist aber auch mehr gefährdet, was die Anflutung toxischer Substanzen anbetrifft

Syndrom von Bland-White-Garland gelegentlich und ausnahmsweise das Erwachsenenalter erreicht. Herr Goerttler hat mir aus seiner Sammlung die Beobachtung betreffend eine 23jährige Bäuerin aus dem Landkreis

> *Entwicklungsstörungen der Coronararterien*
>
> Anomalien des Ursprungs: Ursprung aus der falschen Schlagader; hoher, deltaförmiger, mehrfacher Ursprung
>
> Verlaufsanomalien: verzerrte Versorgungstypen, Verlaufsvarianten, Fehlverteilung
>
> Hypo- und hyperplasiogene Störungen: Defekte und Überschußbildungen
>
> Sonstiges: Fistel (zu den Kammern; zu benachbarten Gefäßen) av-Aneurysma, blastomatöse Dysplasie
>
> (alles in allem: 2% des Leichenöffnungsgutes Heidelberg)

Abb. 5. Zusammenstellung der im Heidelberger Sektionsgut immer wieder auftretenden coronariellen Entwicklungsstörungen

Heidelberg zur Verfügung gestellt, die bei schwerer körperlicher Arbeit plötzlich verstarb. Es handelte sich um einen Fall von Ursprung der A. coronaria sinistra aus der A. pulmonalis, einen rezidivierten ventro-apikalen Infarkt der linken Kammer und um eine regelrechte A. coronaria dextra mit sog. Rechtsversorgungstyp. Juvenile Fälle von Angina pectoris, kardiogenem Kollaps oder eigentlichem Infarkt sind *immer* auf eine Coronararterienmißbildung verdächtig. Sie gehören zum Chirurgen.

Man kann nicht in Wien über *Coronararterienmißbildungen* sprechen, ohne die Pionierarbeiten von Frau Piringer (1943, 1951) und Alois Hackensellner (1954, 1956) zu nennen. Durch die planmäßige Bearbeitung des Sektionsmaterials, besonders des Institutes von Herrn O. Pendl, durch Hackensellner, haben wir einen Begriff von den Häufigkeiten bekommen (Goerttler, 1969). Folgenschwere Mißbildungen zählen nach Promillen, Varietäten aber sind häufig. Unter letzteren hat mich seit Jahren *eine* Besonderheit beschäftigt: Es handelt sich um den sog. hohen Ursprung besonders der A. coronaria dextra (Burck, 1963). Der Befund ist nicht gleichgültig. Die Hämomechanik der Aortenwurzel hat ihre Besonderheiten (Abb. 6). Im allgemeinen gilt die Regel: Der Einstrom des Blutes verläuft parallel der Höhe des Druckgefälles zwischen Aortenblutdruck und intramuralem Blutdruck (Grosse-Brockhoff, 1969). Wir unterscheiden zwei Maxima: Protosystole (Abb. 6a) und Protodiastole (Abb. 6c). Auf der Höhe der Systole dagegen herrschen die Ceradinischen Wirbel und der Einstrom ist geringer (Abb. 6b). Hiervon weichen die Füllungsverhältnisse einer stromabwärts durch trichterförmiges Ostium entspringenden Kranzschlagader ab (Abb. 7). Der Einstrom erfolgt vorwiegend durch die Kräfte des Windkessels. Eine konstant an der unteren Ostiumlippe auftretende Polsterbildung läßt auf die Einwirkung von Turbulenzen schließen. Hier geht mit Sicherheit eine Skleratheromatose an. Die Träger dieser Anomalie erwerben vor der

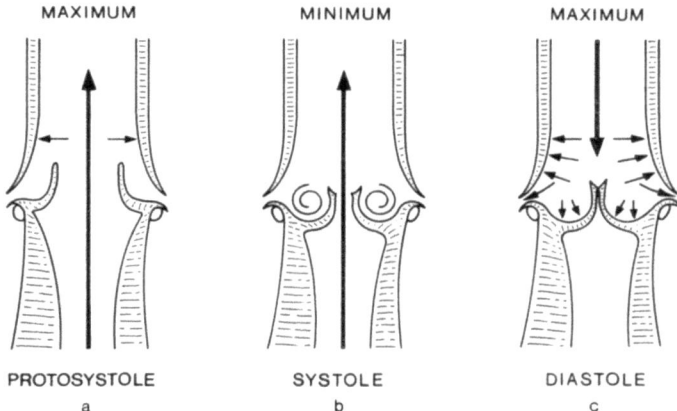

Abb. 6. Schema der Hämomechanik der Füllung der Coronararterienostien. Nach einer Darstellung von Burck (1963), verändert

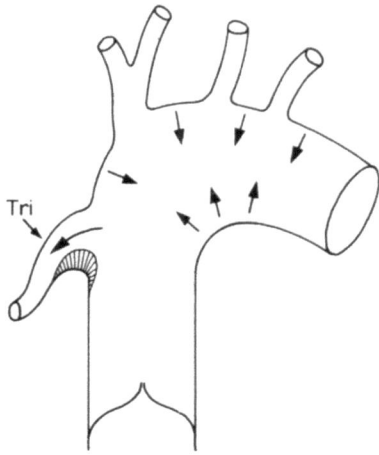

Abb. 7. Schema der durch die Windkesselwirkung der Aorta bedingten Füllung des trichterförmigen Ursprunges einer atypisch, nämlich stromab entspringenden A. coronaria dextra; nach Burck (1963), verändert

Zeit ein Schwielenherz, besonders wenn ein Rechtsversorgungstyp gegeben ist.

Wir verdanken Schoenmackers (1969) eine ganze Reihe von Untersuchungen über die *Typologie der Ausbreitung* der Kranzadern im Herzen, ihre Anastomosenfelder und ihre Verbindungen zu mediastinalen Gefäßen. Aus der Derraschen Klinik haben Hoffmann u. Mitarb. (1970) eine Ergänzung gebracht.

Schoenmackers findet den *Normalversorgungstypus* (= Indifferenztypus) in 68 (bis 70)% aller menschlichen Herzen. Beim Normalversorgungstyp versieht die linke Coronaria die linke Kammerwand und den vorderen Teil der Kammerscheidewand, die rechte die rechtsseitige Kammerwand und den hinteren Teil der Kammerscheidewand. Der hintere absteigende Ast wird von der Coronaria dextra geliefert. Die A. coronaria dextra ist auch für die Versorgung der spezifischen Muskulatur verantwortlich.

Der *Linksversorgungstypus* wird in 23 (20—25)% aller Fälle gefunden. Hier wird der hintere absteigende Ast durch die A. coronaria sinistra gespeist. Der ohnehin und normalerweise aus der linken Coronaria entspringende vordere absteigende Ast greift auf die Herzspitze und von hier nach dorsal über. Der Linksversorgungstyp gilt als ungünstig. Obwohl die Ausläufer der linken Kranzader über die Hinterwand des rechten Herzens bis in die Nähe der rechten Kammerkante vordringen, ist die rechte Kammer gleichwohl gefährdet. Auch die Anastomosenfelder seien weniger entwickelt.

Der *Rechtsversorgungstypus* gilt als sehr viel günstiger. Schoenmackers notiert ihn in 9 (5—9)%. Hier greift die Coronaria dextra über die dorsale Mittellinie hinaus, versorgt die Hinterwand der linken Kammer und nähert sich dem linksseitigen stumpfen Rande des Herzens. Der R. descendens posterior greift über die Herzspitze von dorsal kommend auf die spitzennahe Vorderwand über.

Die *Anastomosenfelder* liegen in der Kammerscheidewand, der Herzspitze, der linken Hinter- und Seitenwand. Jenseits sog. Versorgungstypen gilt als sicher, daß der Atrioventrikularknoten in 84% bei Männern und in 93% bei Frauen durch die A. coronaria dextra versorgt wird. Der Verschluß des letzten Drittels der rechten Kranzschlagader gilt als tödlich, weil er eine Ischämie des Aschoff-Tawara-Knotens zur Folge hat (Davies, 1971).

Die *Besonderheiten der Coronararterien* bestehen darin, daß sie ein Organ versorgen, das sich den Nutritionsstrom durch Eigenkontraktionen stranguliert. Der Gewebedruck in den Kammerwänden ist außen, in der Mitte und innen verschieden. Die Kranzschlagadern haben eigene Elastizitätsverhältnisse. Jedes Organ besitzt ein seiner besonderen Struktur angepaßtes Gefäßsystem (A. Müller, 1962).

Die Windkesselwirkung der Kranzschlagadern ist klein. Da sich die Herzwandabschnitte nicht gleichzeitig kontrahieren, erfolgt die Durchblutung der coronaren Gefäßstrecke, jedenfalls in der linken Kammerwand, intermittierend. In der Ventrikeldiastole werden die Coronararterienwände gestreckt. Dieses Hin und Her von Streckung und Stau-

Pathologie der Coronargefäße 15

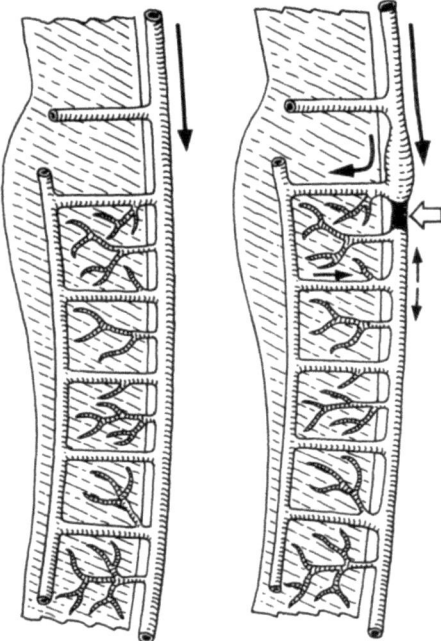

Abb. 8. Schematische Darstellung des Typus A und B der myokardialen Kranzschlagaderäste, links im normalen Regelfalle, rechts im Falle eines umschriebenen Verschlusses; nach einer Darstellung von Hackel et al. (1969), verändert

chung hat einen besonderen Einfluß auf die lockeren Schichten der coronariellen Intima. Die Längsspannungen der Coronararterienwände sind dafür verantwortlich zu machen, daß auch longitudinale glattmuskuläre Elemente in der Intima auftreten (Zinck, 1941). Die physikalischen Eigenschaften der Coronararterien sind mit sehr viel Sorgfalt erarbeitet worden (A. Müller, 1962). Es handelt sich um ein kompliziertes elastoplastisches System. Die von Müller angegebene Versuchsanordnung ist geeignet, die Veränderlichkeit des Elastizitätsmoduls bei den verschiedensten Druckbelastungen zu bestimmen. Obwohl die subendokardial verlaufenden Coronararterien anders gebaut sind als die in den muskelstarken Kammerwänden, kann man doch mit durchgehender Gültigkeit sagen, daß die Kranzarterien texturell, physikalisch und biochemisch etwas anderes darstellen als kaliber-entsprechende extrakardiale Gefäße. Ich kann diesen schwierigen und wichtigen Fragenkomplex hier nur andeuten (Lit. bei Doerr, 1970).

Die von den Hauptstämmen und -ästen abgehenden Coronararterienzweige entspringen rechtwinklig (Abb. 8). Danach unterscheidet man

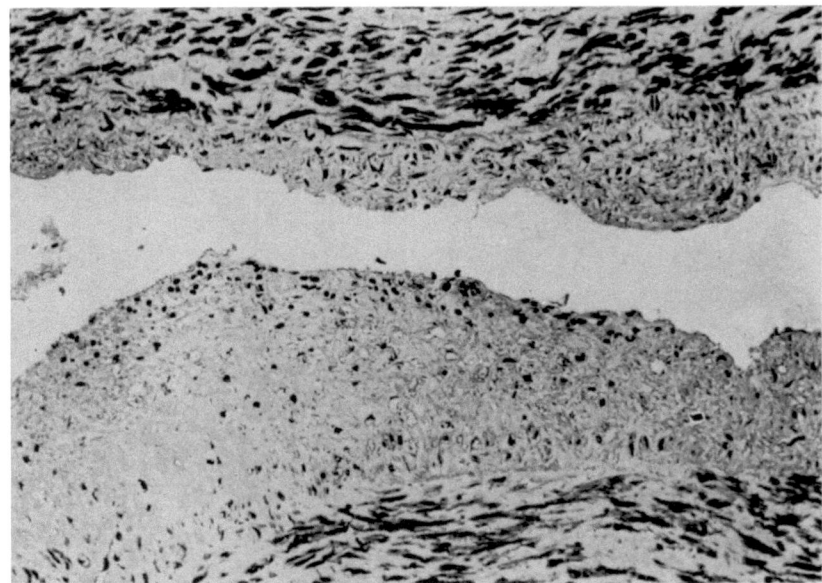

Abb. 9. Längsschnitt durch einen Ast der A. coronaria dextra eines 23jährigen Mannes, SN 102/71; Paraffin, Masson-Goldner, Photogramm, Vergr. 1:180. Zellreiche Intima, reichlich Langhans-Zellen. Beispiel einer „Sensibilisierung" der Intima der Coronararterien, morphologischer Beleg für eine besondere funktionelle Responsibilität dieses Standortes

Gefäße eines Typus A und B (Hackel et al., 1969). Die Gefäße des Typus A versorgen 4/5 der Kammerwandschichten, von außen gerechnet. Die des Typus B stehen weniger dicht; sie sind für die inneren Wandschichten verantwortlich. Der Typus B verfügt auch über Anastomosen. Diese haben einen Durchmesser von 100 μ. Beide Gefäßtypen ergänzen einander bei Blutverteilung und Ausgleichsversorgung. Der rechtwinklige Ursprung gilt als hämodynamisch ungünstig. Die Intima der Coronarien ist von Haus aus dick und zellreich (Abb. 9). Es gehört zu den interessantesten Befunden, die in den letzten Jahren hatten gesichert werden können, daß während des 20. und 70. Lebensjahres die Gefäße zwar schwerer, die Wände also dicker werden, die lichte Weite jedoch, falls kein pathologischer Prozeß im eigentlichen Sinne hinzutritt, erhalten bleibt. Mit anderen Worten: Der Radius der lichten Weite der Herzkranzschlagadern wird in dem Maße größer, in dem die mittlere Wanddicke stärker wird. Anders formuliert: Das Verhältnis des Radius der lichten Gefäßweite (= innerer Radius) zur mittleren Wandstärke bleibt konstant, − trotz der im Fortgang des Lebens unausweichlich in Szene gehenden Wandumbauten (Hieronymi, 1956).

Pathologie der Coronargefäße

Leichenöffnungsgut, Pathologisches Institut Heidelberg
Kalenderjahr 1969

Leichenöffnungen insgesamt (ohne Fälle im 1. Lebensjahr) 1215 Fälle
Mittleres Sterbealter, männlich: 56,92 Jahre
                    weiblich: 57,97 Jahre

	Männer	Frauen	Gesamt
Arteriosklerose	476	339	815
Coronarsklerose	411	294	705
Myokardinfarkt	78	41*	119
└Verschlüsse	73	39	112
Mehrfach-Infarkt	44*	26	70
└Verschlüsse	38	21	59

* in je einem Fall keine Syntropie mit Coronarsklerose.

Abb. 10. Übersicht über die Häufigkeit von Arteriosklerose, Coronarsklerose, Myokardinfarkt und Coronarverschlüssen im Leichenöffnungsgut des Pathologischen Institutes Heidelberg; zusammengestellt in dankenswerter Weise durch Frau Akad. Rätin Dr. U. Müller

Die Pathologie der Coronararterien wird von den Verschlüssen beherrscht. Morgan (1956) in London hatte ausgeführt, daß man in den Sektionsberichten vor 100 Jahren ebenso oft eine Arteriosklerose notiert hatte — auch eine Coronarsklerose — wie heute; nicht die Sklerose sei heute häufiger als früher, die Anzahl der Verschlüsse habe also zugenommen. Ich kann nicht ganz folgen, denn unsere Leichenöffnungsbefundberichte seit 1841 sind nicht völlig schlüssig. Aber die Aussage als solche ist bemerkenswert, denn sie regt zum Nachdenken an.

Die Heidelberger Verhältnisse der letzten 10 Jahre sind ziemlich konstant geblieben (Abb. 10). Es genügt, einen einzigen Jahrgang (1969) anzusehen, um zu erkennen, daß eine Syntropie besteht zwischen Allgemeiner Arteriosklerose, Coronarsklerose, Myokardinfarkt *und* Verschlüssen. Nur in 2 Fällen konnten weder eine Coronarsklerose noch ein Verschluß gefunden werden.

Ich werde also meine Ausführungen auf die Verschlüsse abstellen. Um welche Grundkrankheiten im Sinne einer nosologischen Ordnung geht es? Verschlüsse treten auf in der Folge dissezierender, metabolischer, entzündlicher sowie blastomatös-dysgenetischer Gefäßwandschäden. Das Thema ist unerschöpflich. Wenige Beispiele mögen zeigen, worum es geht. Prof. E. Uehlinger (Zürich) hat mir zwei instruktive Beobachtungen je eines dissezierenden Rupturaneurysma einer im übrigen nor-

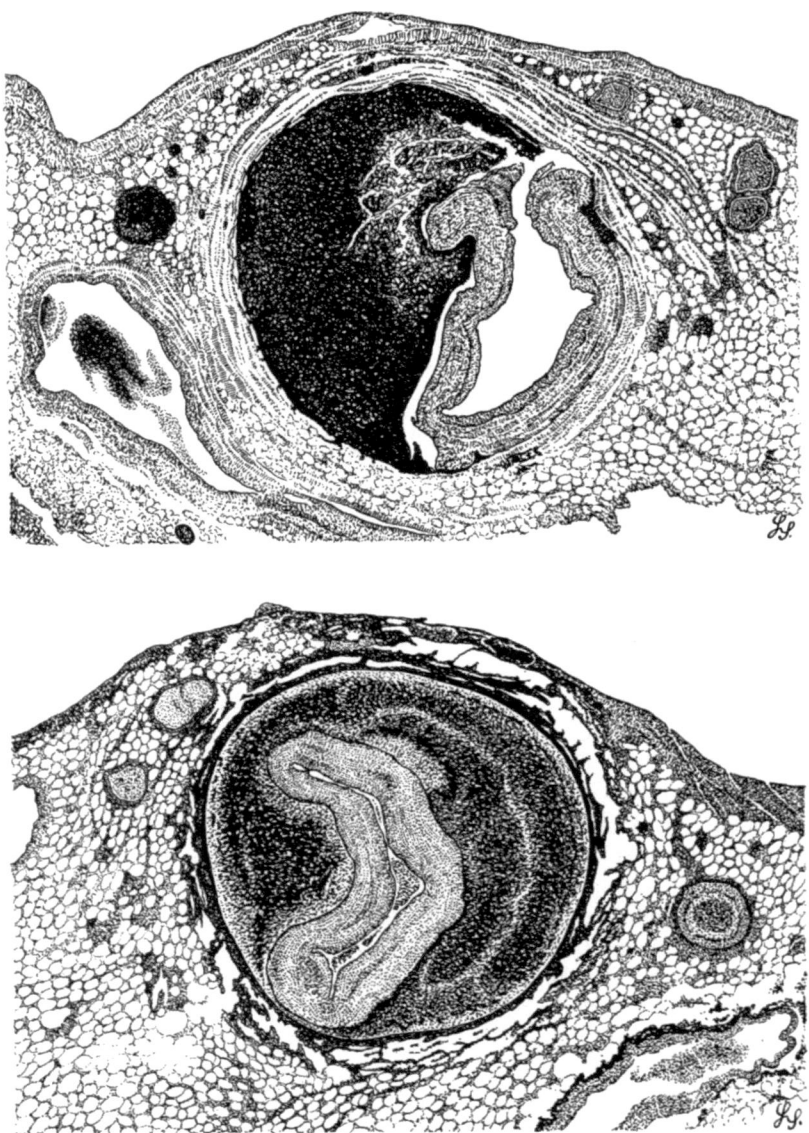

Abb. 11. Graphische Darstellung zweier Originalphotogramme von Schnitten je einer Herzkranzarterie von Menschen in mittlerem Lebensalter. Sammlung Prof. E. Uehlinger (Zürich). Ruptur der mittleren Wandschichten nach extremer körperlicher Belastung; intramurale Blutung, Losreißung der Media mit Krempelung und Tamponade der Coronararterienlichtung. Dissezierende Aneurysmen

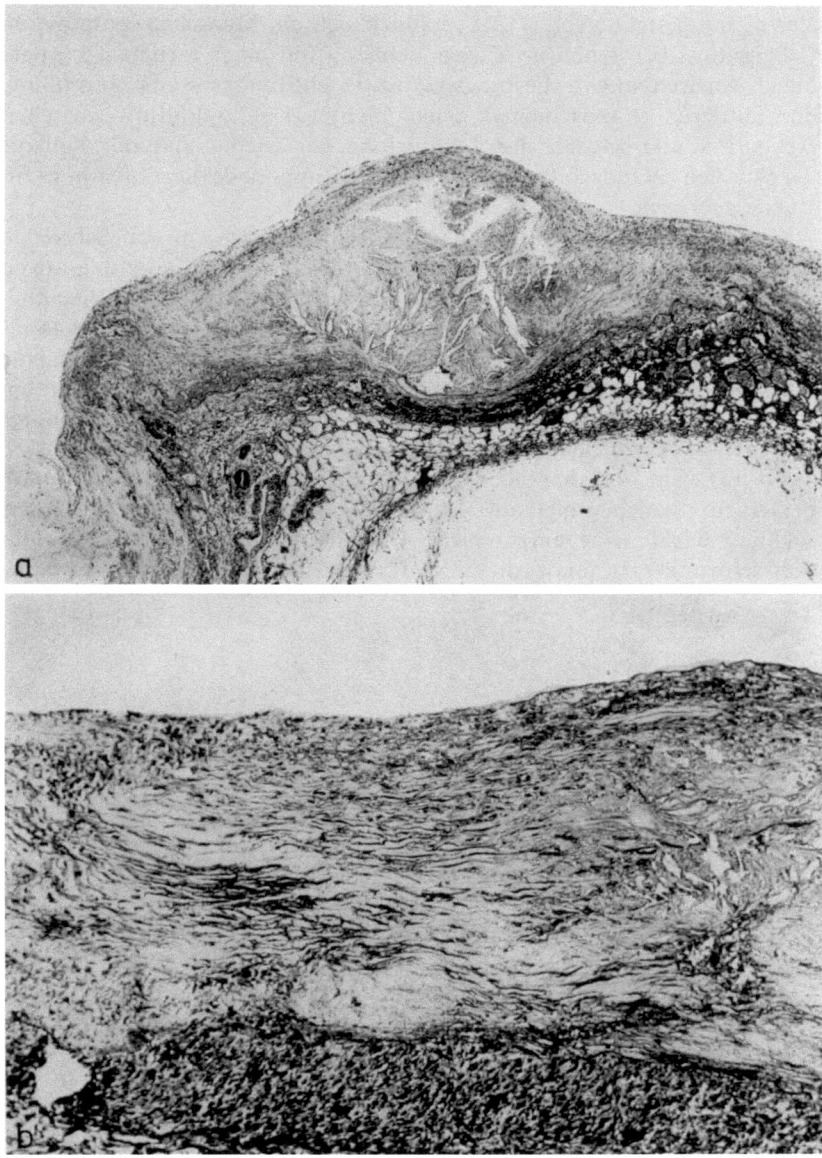

Abb. 12a und b. Längsschnitt durch die A. coronaria sinistra (Ramus descendens), 72jährige Frau (SN 953/68). a Luminar, Vergr. 1:40; b Luminar, Vergr. 1:60. — Masson-Goldner, Paraffintechnik. Darstellung longitudinaler Sickerstraßen, Zusammensetzung aus atherösen Massen, in b mit starker Sklerosierung

malen Herzkranzschlagader (R. descendens art. coron. sinistrae) zur Verfügung gestellt (Abb. 11). Es handelt sich um Menschen im mittleren Lebensalter, bei denen im Zusammenhang mit einer extremen körperlichen Anstrengung – Festungsbau im Hochgebirge – eine Zerreißung der mittleren Wandschichten entstanden war. Die Blutung zwischen Adventitia und Media, die Krempelung der Media und der Kollaps der übrigen Wandschichten haben eine Tamponade der Lichtung zustande gebracht.

Bei einer Frau im Alter von 72 Jahren fand sich ein von Schwielen übersätes, hypertrophisches Herz mit einer starrwandig-dilatativen Coronarsklerose (Abb. 12). Es fand sich nicht nur kein Verschluß, auch keine Stenose, vielmehr ein im ganzen erweitertes und verkalktes Coronarsystem mit longitudinalen Sickerstraßen. Es handelt sich um eine seneszente Skleratheromatose. Bei einem 56 Jahre alten Arzt, der ein starker Zigarettenraucher gewesen war, bestand eine hochgradige Sklerose aller Coronararterienhauptäste mit kompletten Verschlüssen (Abb. 13). Ein 40 Jahre alt gewordener Journalist starb in Hamburg bei einem Stadtbummel auf der Straße. Die gerichtsärztliche Untersuchung deckte eine entzündliche Erkrankung der Kranzarterien mit polsterförmiger Intimaverdickung, Riesenzellen und einer Fibrinfahne

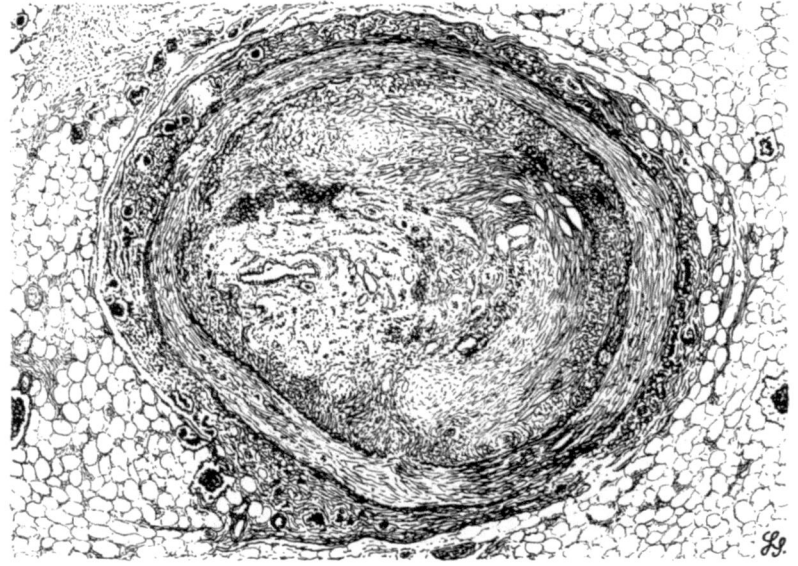

Abb. 13. Querschnitt durch den Ramus descendens der A. coronaria sinistra, 56jähriger Arzt, SN 289/61 P.I. Kiel. Spätzustand einer in Schüben abgelaufenen „juvenilen" Sklerose mit „Verschluß". Paraffin, v. Gieson-Elastica, Photogramm, Vergr. 1:180

Pathologie der Coronargefäße 21

auf (Abb. 14). Bei einem 23 Jahre alt gewordenen, athletisch gebauten Bankbeamten trat der Tod eine Stunde, nachdem ihn im Rahmen eines Handballspieles nach mäßiger körperlicher Anstrengung ein harter Ball an der Brustwand getroffen hatte, ein. Es handelt sich um das klassische Bild der juvenilen Sklerose bei sonst leerem Allgemeinbefund (Abb. 15). Der Verstorbene war ein starker Zigarettenraucher, 4 Wochen vor dem Tode war eine fieberhafte Erkältung abgelaufen, der Vater besitzt eine gesicherte Hypercholesterinämie. Was uns bewegt, ist 1. der Befund der kleinherdigen Intimaproliferate, 2. die an vielen Stellen der Verzweigungen der A. coronaria sinistra nachweisbaren frischen Thromben *und* 3. die Existenz spindelförmiger Muskelnarben (Chr. Jäckel-Fippinger, 1971).

Der Wunsch, die Fülle der pathischen Möglichkeiten zu ordnen, ist unabweisbar. Die Coronarsklerose ist ein Spezialfall einer allgemeinen Arteriosklerose (Abb. 16a). Nach ihrer überwiegenden formalen Entstehung und nach den stereotyp zur Ausbildung gelangenden morphologischen Leitsymptomen kann man *zwei Kardinalformen* auseinanderhalten.

Die *erste* ist ausgezeichnet durch Stoffeinsickerung(-inkorporation) vom Hauptblutstrom aus, durch Aufstau der eingeschleusten Metabolite (entweder weil die Transitstrecke zu lang ist oder der Abtransport auf Schwierigkeiten stößt), zuweilen auch durch besondere Stoff-Fraktionen aus dem plasmatischen Randblutstrom (Fibrinogen, parietale Plättchenthromben, Lipoproteide).

Die *zweite Kardinalform* ist ihrem Wesen nach etwas anderes. Es handelt sich um die „juvenile" Sklerose. Sie wurde von v. Albertini (1938, 1943) als Arteriitis stenosans coronariae bezeichnet, ihr Vorkommen bestätigt (Meessen, 1941; Rotter, 1949, 1958; E. Müller, 1949; Bredt, 1949) und von mir mehrfach herausgestellt (zuletzt 1970). Hierbei liegt eine der zellreichen Intima bestimmter Schlagadern (Schlagaderprovinzen) eigentümliche, umschriebene, knopf- und knotenförmige Hyperplasie der Innenschichten vor, bei der eine Verfettung zunächst nicht erkennbar ist. In den gewucherten Zellen der Intima scheint ein lebhafter Mucopolysaccharidstoffwechsel abzulaufen. Die nach dem Vorgehen meines Mitarbeiters K. Wegener kontrollierten Zellwucherungen zeigen im Autoradiogramm eine sowohl zellulare als auch interstitielle Markierung durch ^{35}S. Fette werden erst später, gewöhnlich nach stattgehabter Nekrotisierung (Quellungsnekrosen) deutlich. Mein Mitarbeiter Roßner hat soeben (1971) eine Technik angegeben, welche gestattet, gut gearbeitete, unter Umständen Jahre alte (!) Paraffinschnittpräparate einer elektronenmikroskopischen Untersuchung nachträglich zuzuführen. Man kann damit sichtbar machen, daß wirklich eine besondere Reaktionsweise des intimalen Mesenchymschwammes vorliegt, eine eigen-

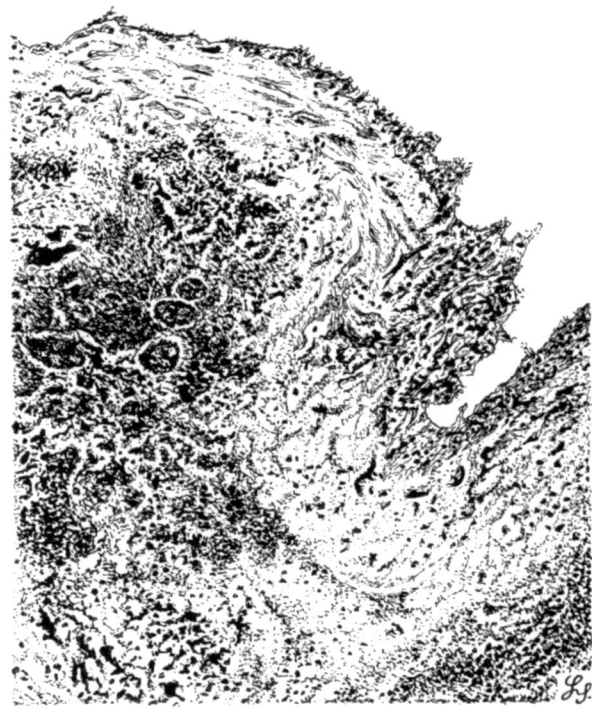

Abb. 14a

Abb. 14a und b. Beispiel einer entzündlichen Coronarsklerose; 40jähriger Journalist, mors subita; Ramus descendens der A. coronaria sinistra; großzellige Intimaverdickung. a mit Riesenzellen, Teilbild b mit Fibrinfahne. Aus W. Doerr (1970)

ständige Reaktionsweise der Wände solcher Gefäße, welche eine Intima mit Zellen einer gesteigerten Responsibilität (Langhans-Zellen; Doerr, 1970) besitzen. Es handelt sich um zellreiche Proliferate, für die man keinen eigenen Namen hat, — man könnte von Plaques oder Atheromen sprechen, wenn man damit nicht sofort veranlassen würde, an Fette und fettigen Detritus, also an eine grützige Schmiere zu denken, was gar nicht gemeint ist.

Ich darf wiederholen: Es scheint, daß es 2 Hauptformen der Coronarsklerose gibt, eine milde, über Jahr und Tag gehende, und eine aggressive, gleichsam maligne, welche mit einiger Geschwindigkeit abläuft und das Leben fordert. *Estere* findet sich bei Menschen jenseits der Lebenswende. Ein Gefahrenwert ist gegeben, jedoch nicht immer deutlich. Verschlüsse entstehen entweder durch eine sekundäre Thrombose oder eine disse-

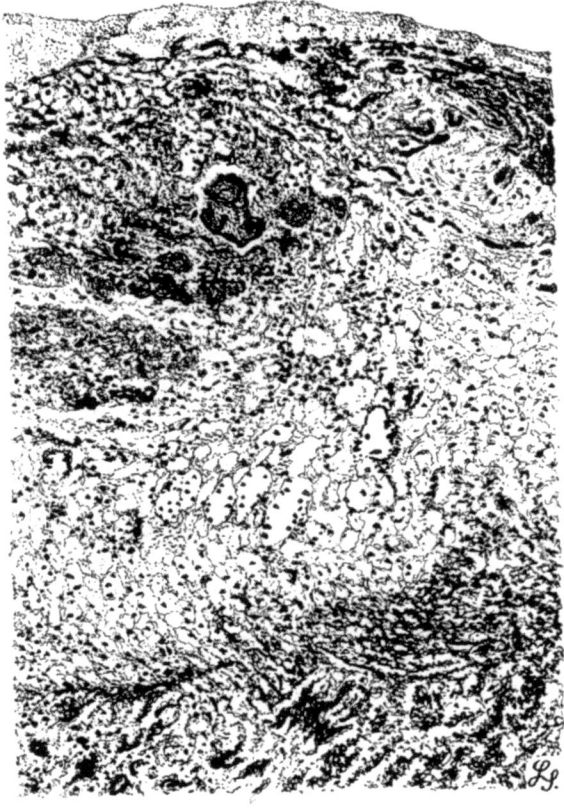

Abb. 14 b

zierende Blutung. *Letztere* findet sich entweder bei jungen Männern oder aber Frauen jenseits der Klimax. Diese Form verläuft „wie ein Drama in einem Akte" (um mich eines geflügelten Wortes von Fritz Feyrter zu bedienen), sie kennt nur ausnahmsweise Remissionen, sie zeitigt Verschlüsse durch Odemnekrosen mit Wandverquellung, allenfalls durch akute, sekundär, d. h. über Aufbrüchen der Plaques entstandene Thromben.

Die Coronarsklerose ist also ein *Mehrfaktorenproblem*. Jede Einseitigkeit der Betrachtung bringt nicht weiter. Aber man darf sagen, daß *drei pathogenetische Prinzipien gegeben sind* (Abb. 16 b): Ein *Blutfaktor*, ein *Schrankenfaktor*, ein *Wandfaktor*. Wann der eine, wann der andere prävaliert, ist die Frage (Haust, 1970). Neben den longitudinalen, vorwiegend seneszenten Wandumbauten (Krießmann und Wegener,

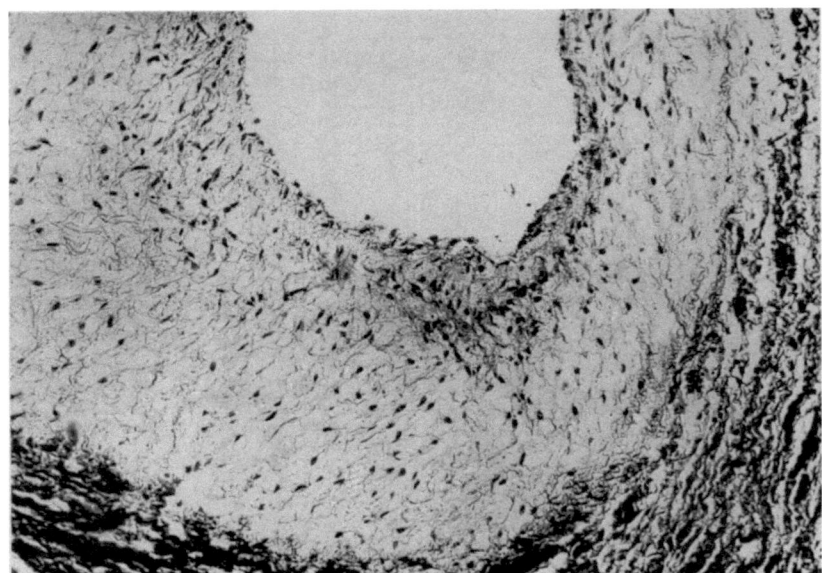

Abb. 15a—c. 23-jähriger Bankbeamter, Handballer, Tod beim Sport; Familie durch Hypercholesterinämie belastet; Zigarettenabusus; a Querschnitt durch die A. coronaria sinistra; circumskripte Proliferation der Intima mit verruköser Zellansammlung; b Frischer Thrombus im Bereich des Ramus descendens der A. coronaria sinistra, mittleres Drittel. Der Thrombus sitzt der Intima fest auf, das Gewebe der Media ist gelockert. c Ventrolaterale Wand der linken Herzkammer; Querschnitt durch ein Zweiglein der A. coronaria sinistra mit frischer, korallenstockförmiger Thrombose.— Beispiel einer juvenilen Coronarsklerose = Arteriitis stenosans coronariae v. Albertini

1970) gibt es vielörtliche, im einzelnen oft an Ursprungsöffnungen von Seitenarterien gebundene Proliferate. Es gibt Stimmen, die dafür eintreten, daß die juvenile Sklerose die in's Pathische verzerrte Fortführung connatal angelegter, elastisch-hyperplastischer Intimaverdickungen sei (Neufeld et al., 1962; Singer, 1964; Hudson, 1970).

Die aktuelle Forschung zielt nicht nur ab auf die Klärung der Pathogenese. Auch sonst interessieren viele Fragen:

Wo liegen die Prädilektionsorte höhergradiger Stenosen und Verschlüsse?

Welchen Krankheitswert haben die Stenosen überhaupt?

Wie viele Stenosen müssen auf welcher Strecke vorhanden sein, um welchen Effekt zu erzeugen?

Wie oft werden verschließende Thromben gefunden?

Ist die Thrombose Ursache oder Folge eines Coronarverschlusses?

Pathologie der Coronargefäße 25

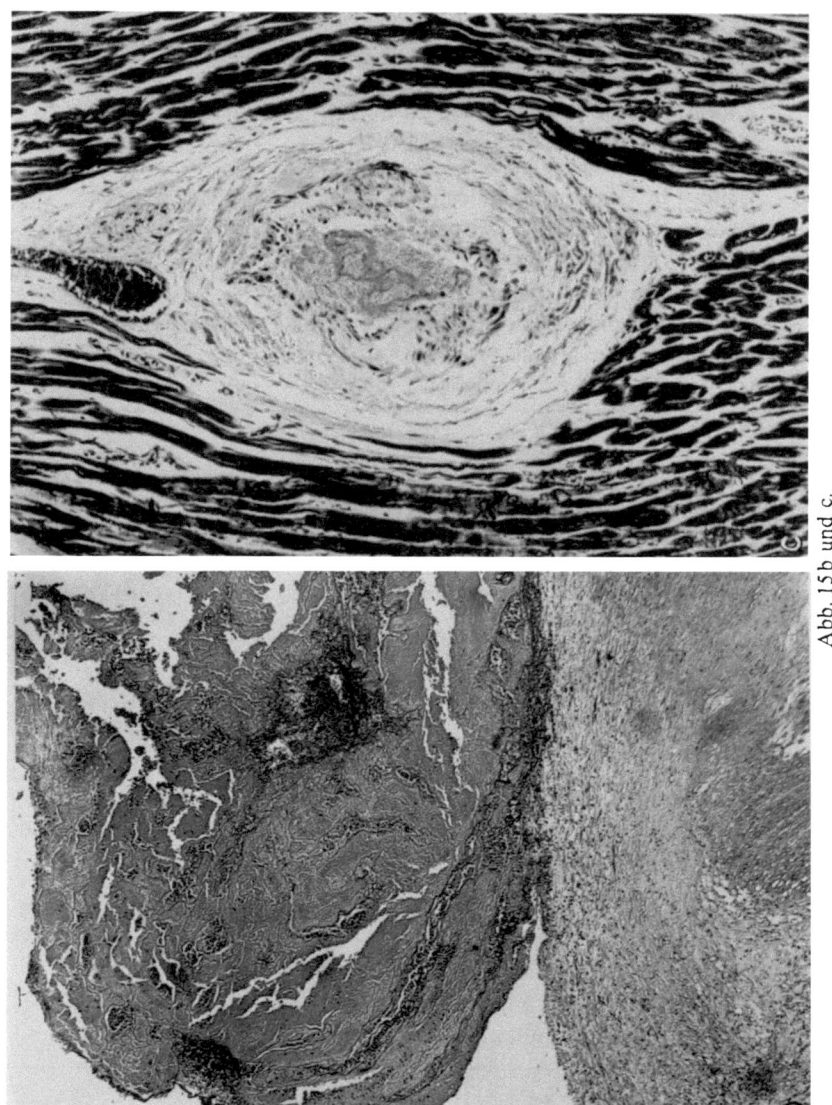

Abb. 15 b und c.

Welche Bedeutung hat die Sklerose der kleineren Coronararterienäste?

K. Wegener (1969) hat in einer *Varianzanalyse* betreffend die Merkmale „*Ast*", „*Ort*" und „*Geschlecht*" folgendes gesichert: Im Ramus

Typen der Arteriosklerose, besonders der Coronarsklerose

A. Erste Hauptform: „benigne"
   Prinzip: Störung der Permeation („Perfusion"), d. h. des Transit ex centro in peripheriam et ab intima ad adventitiam
   Gangart I: Seneszente Veränderungen
   Gangart II: Fibrinincorporation (Duguid; modifiziert durch Bleyl)
   Gangart III: Verfettende Sklerose = Atherosklerose = Skleratheromatose (sowohl durch Incorporation als durch Phanerose)

B. Zweite Hauptform: „maligne"
   Prinzip: Nummuläre polytope Proliferation der zellreichen Intima
   Gangart IV: Sog. juvenile Sklerose
   ($\simeq$ Arteriitis stenosans coronariae v. Albertini)

a

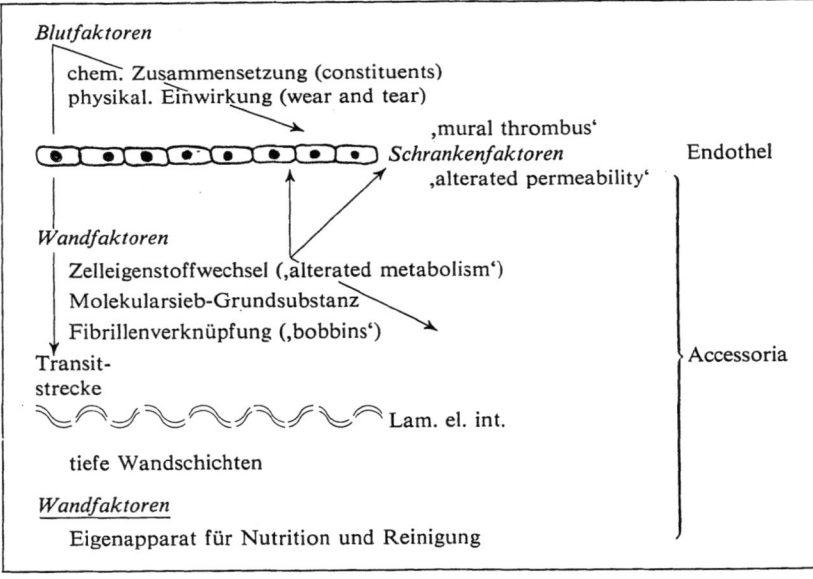

b

Abb. 16a und b. Zusammenstellung der „Gangarten" und der diese pathogenetisch bestimmenden 3 Faktoren. a Typen der Sklerose; b Schema der mutmaßlichen Wirkungsweise der 1. Blutfaktoren, 2. Schrankenfaktoren, 3. Wandfaktoren. Bei der Entstehung aller Gangarten sind sämtliche Faktoren beteiligt, wenn natürlich auch in ganz unterschiedlicher Stärke. Bei Gangart I prävalieren die Schrankenfaktoren, bei den Gangarten II und III die Blutfaktoren, bei Gangart IV dürfte der sog. Wandfaktor beherrschend sein (MPS-Stoffwechsel)

descendens der linken Kranzschlagader finden sich bei beiden Geschlechtern die meisten und stärksten Veränderungen: Bei Männern in einem Abstand von 1,0 bis 1,5 cm jenseits des Ursprunges, bei Frauen sowohl bei 1,0 als bei 2,0 cm. Es folgt an Häufigkeit die A. coronaria dextra, welche bei Männern sklerotische Narben auf der Strecke zwischen 2,0 und 4,5 cm jenseits des Ostium, bei Frauen zusätzlich auch bei 7,0 bis 9,0 cm Verlaufsstrecke bieten kann. Wenn man sich daran erinnert, daß der Aschoff-Tawara-Knoten in 93% aller Fälle durch die A. coronaria dextra versorgt wird, ein Verschluß gleichsam unmittelbar vor Erreichung der dorsalen Mittellinie der statistischen Erwartung entspricht, so ist es verständlich, daß man die rechte Kranzschlagader bei Frauen als Instrument der mors subita — Tod durch Asystolie — bezeichnet hat (James, 1971). Der R. circumflexus der A. coronaria sinistra rangiert nach Häufigkeit und Intensität des Befalles an 3. Stelle. Seine Prädilektionsorte liegen bei 1,3 und 3,5 cm hinter dem Ursprung.

Wegener et al. (1971) haben sodann am Ramus descendens der A. coronaria sinistra nach Fixierung in situ bei Durchströmung mit Formalin bei 110 mm Hg und Anfertigung mehrerer 1 000 Schnittpräparate an den durch die Ursprünge der Seitenarterien markierten Teststellen gezeigt, daß bei Männern und Frauen, bei Diabetes und arterieller Hypertonie, keine signifikanten Beziehungen zur Stärke der arteriosklerotischen Veränderungen bestehen. Diabetes und Hypertonie verrichten ihre pathologische Leistung nicht an den bekannten Prädilektionsorten, sondern wahrscheinlich in der Peripherie der Coronararterien (Liebegott, 1964; Haarhoff, 1969). Die Fixierung unter Perfusionsdruck zeigt, daß auch höhergradige Sklerosen nicht eigentlich stenosieren müssen, sondern durch die korrespondierende Ektasie der Media — so wie dies Richard Thoma (1894) einst angegeben hatte —, ausgeglichen werden.

Solche Ergebnisse dürfen nicht isoliert betrachtet werden. Der Zustand der Coronararterien gewinnt einen Deutungswert erst, wenn das Herzgewicht (klinisch: die Herzgröße) berücksichtigt wird. Unterhalb eines Herzgewichtes von 500 g besitzt die Coronarsklerose (als solche), oberhalb desselben das Myokard (selbst) den entscheidenden Einfluß auf das Coronarleiden (Herzog und Schoenmackers, 1970). Dies bedeutet: Bei einem niedrigen Herzgewicht muß die Coronarsklerose stärker sein, um ein Coronarleiden hervorzurufen. Bei einem höheren Herzgewicht genügen geringgradige Arterienveränderungen, um eine Katastrophe herbeizuführen.

Man kann daher folgendes ableiten: Die Grenzen des Bezugssystemes, in welchem sich alle Formen der Coronarinsuffizienz *ohne* Coronarverschlüsse bewegen, werden abgesteckt:

1. Durch die Verengerung des Coronararterienquerschnittes überhaupt, und zwar

a) durch eine Ostiumbarriere;

b) durch eine einzige aber stärkere Stenose;

c) durch mehrere, zuweilen viele, im einzelnen nicht hochgradige, im ganzen aber doch beträchtliche Stenosen.

2. Durch das Herzgewicht und

3. durch die dem Herzen abverlangte Förderleistung.

Ich möchte versuchen, herauszuarbeiten, wann es einen Coronarverschluß gibt, wodurch er entsteht, und ob er Ziel einer chirurgischen Intervention sein kann. Die ganz und gar der klinischen Medizin zugewandte Pathologie ringt sehr um diese Fragen. Holzmann (1968) unterscheidet 6 Formen der coronaren Herzkrankheit:

1. Chronischer Verlauf; viele sich aneinanderreihende Anfälle von Angina pectoris.

2. Subakuter Verlauf; *ein* mal rekurrierend, schlechte Prognose.

3. Akutes Auftreten gehäufter Anfälle.

4. Perakutes Auftreten mit Entwicklung eines transmuralen Herzinfarktes.

5. Auftreten mit den Zeichen der kardialen Dekompensation.

6. Asymptomatischer Verlauf; Klärung erst auf dem Sektionstisch.

Bei Patienten, welche an einem akuten Myokardinfarkt verstorben waren, werden Coronarverschlüsse in unterschiedlicher Häufigkeit gefunden, — nämlich in 30—91% (Hackel et al., 1969). Ich bin der Meinung, daß, wer sorgfältig sucht, auch belohnt wird (Meessen, 1969, 1970); daß also echte Verschlüsse in höchstens 10% der Fälle nicht dargestellt werden können. Spain und Bradess (1960) hatten gefunden, daß, je länger die Zeitspanne zwischen Manifestation eines Infarktes und Eintritt des Todes ist, um so häufiger eine obturative Thrombose nachgewiesen werden kann. Stirbt der Kranke gleich, d.h. innerhalb weniger Stunden, fände man in 16% der Fälle eine Thrombose. Würde er länger überleben, stiege die Zahl der Coronarthrombosen rapide an. Vielfach scheint es so zu sein, daß bei den unmittelbar nach dem ersten akuten Ereignis verstorbenen Menschen weder ein Thrombus noch eine stärkere Stenose gefunden werden. Vielleicht ist der kardiogene Schock ein Hinweis auf eine in statu nascendi begriffene Coronarthrombose. Der Kranke mit ausgeprägtem Schocksyndrom ist auf eine Coronarthrombose stark verdächtig.

Andererseits: Es gibt sicher auch coronare Thrombosen ohne Konsequenzen, d. h. ohne Infarkt, geschweige denn Todeseintritt. Emmrich (1970) will unter 155 sicheren Coronar-Thrombosefällen nur 49mal einen akuten Coronartod beobachtet haben. Soviel kann der Pathologe sicher aussagen: Große transmurale Infarkte sind die Folge von anatomischen Verschlüssen, miliare Nekrosen der linkskammerigen Innenschicht sind die Folge von Stenosen (Edwards, 1969). Schließlich möchte ich nicht verschweigen, daß die Frühsterblichkeit der Infarktträger innerhalb der ersten 4 Wochen auch heute bei 35% liegt, genau wie jene im Jahre 1939 (Biörck, 1968).

Einen Coronarverschluß durch sichere *Coronararterienembolie* habe ich in 30-jähriger Tätigkeit als Pathologe nur 2mal gesehen. Dagegen sind *Aneurysmen* keine Seltenheit. Sie entstehen dysgenetisch, durch Drucksteigerung im Falle der Isthmusstenose der Aorta, selten arteriosklerotisch, häufiger entzündlich. Milde Formen der v. Winiwarter-Buergerschen Krankheit gehören in den Kreis der rheumatischen Angiopathie. Sie heilen nie aus, motten weiter und ergreifen Besitz von den zentralen Provinzen: Im Falle eines älteren Mannes (SN 72/71) fanden sich kleinzellige entzündliche Infiltrate an der Basis des Herzens im Winkel zwischen Aorta und Pulmonalis (Abb. 17a). Der Befund ist dem einer Mesaortitis luica nicht unähnlich. Bei negativen Serumreaktionen habe ich mich – schließlich und besonders aus der Kenntnis aller Einzelheiten – für die Annahme des Vorliegens einer rheumatiformen Angiitis entschieden. Die Coronarien zeigten groteske Veränderungen (Abb. 17b).

Wenn man das Schauspiel aller Coronarveränderungen immer wieder wägend prüft, gelangt man zu der Überzeugung, daß in 1/3 aller Fälle entzündliche Prozesse im Sinne einer mikrobiellen Allgemeininfektion oder einer Autoaggression eine richtunggebende Rolle spielen. Die juvenile Coronarsklerose (Gangart IV) und diejenigen Sklerosen, bei denen die Fibrininkorporation über das Strombahnufer die pathogenetische Hauptrolle spielt, machen wahrscheinlich etwa 1/3 der Coronartodesfälle aus. Es ist nicht nur der Streß, es ist nicht nur unser an äußeren Reizen überreiches Leben, es ist wahrscheinlich eine fokale Infektion, eine Sensibilisierung des Strombahnufers, welche den Weg bereitet und eine Katastrophe entfesselt. Ich möchte einer, auch *diesen* Fragen zugewandten Therapie das Wort reden dürfen, außer allem anderen. Ich verweise auf Wilhelm Löffler, der von einer therapeutisch lähmenden Auffassung sprach, die an die Vorstellung der ausschließlich schicksalhaft determinierten degenerativen Erkrankung der Coronarien gebunden wäre. Hier gälte es, der aktiven Therapie eine „Gasse" frei zu geben. Je jünger der Infarktpatient, um so dringlicher angezeigt ist der Versuch einer antibakteriellen Therapie, ohne Rücksicht auf theoretische Bedenken.

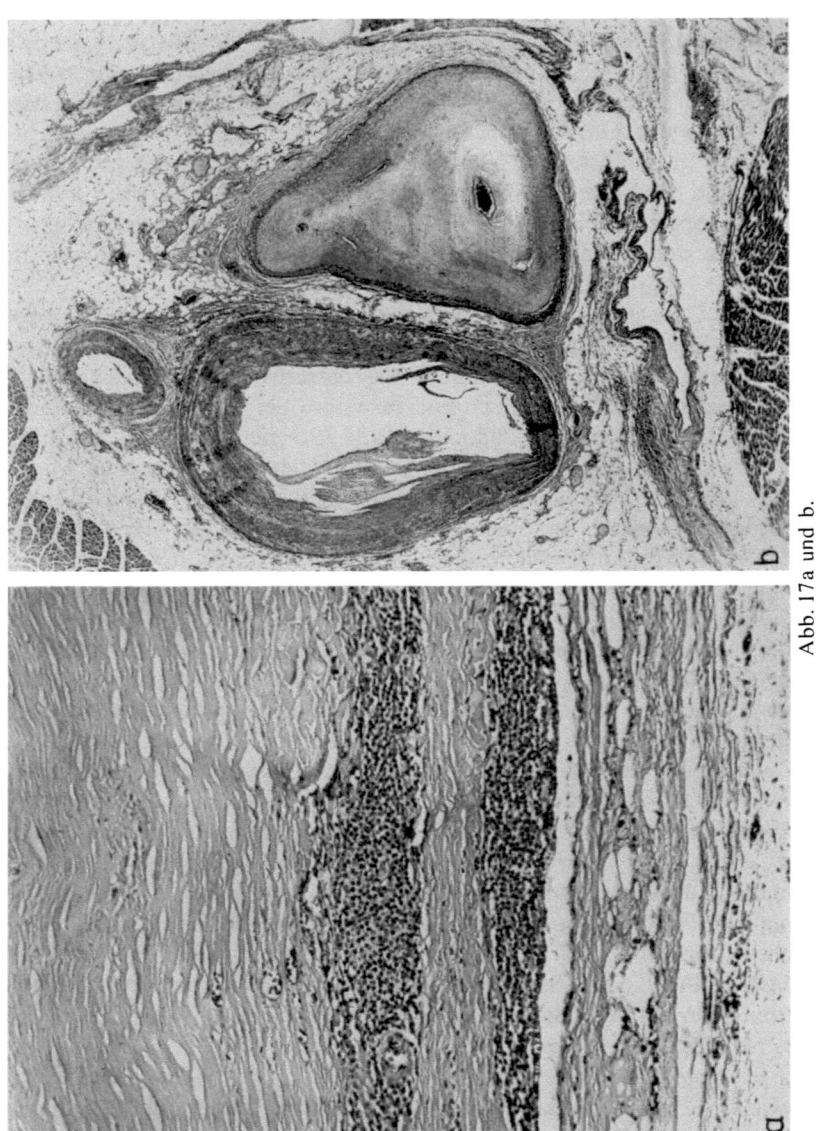

Abb. 17a und b. 70jähriger Bierverleger, lebenslang sehr starker Raucher, „ausgebrannter" v. Winiwarter-Buerger mit jahrelanger Anamnese. a Rheumatiforme Aortitis mit Perivasculitis und Narbensklerose. b Exzentrisch stenosierende Coronarsklerose mit Verschlüssen. SN 727/71. Paraffin, HE, Photogramme; Vergr. (a) 1:320, (b) 1:160. Beispiel einer „entzündlichen Arteriosklerose"

Der Pathologe ist der Mann „mit den schlechten Erfahrungen". Er sieht alles, was irgendwie nicht gut gegangen ist. Lassen Sie mich mit der Demonstration des Ergebnisses einer Vineberg-Prozedur schließen: Bei einem 55jährigen Manne (SN 650/70), der seit 7 Jahren schwerste Stenokardien hatte, wurde 19 Tage vor dem Tode die Implantation der Aa. mammariae internae *rite* vorgenommen. Der Tod trat plötzlich, für die Beteiligten überraschend, ein. Wir fanden nicht nur eine allgemeine hochgradige Arteriosklerose, sondern leider auch eine *stenosierende Sklerose der implantierten Gefäße*. Der Tod hatte also eine „doppelte Sicherung" eingebaut, nämlich Verschlüsse in den standortgerechten Coronariae, sowie Quellungsnekrosen und -stenosen im Bereich der Implantate.

Ich fasse zusammen:

1. Die Coronararterien des Menschen erscheinen — vergleichend anatomisch gesehen und auf erdgeschichtliche Epochen der Gattung homo bezogen — gleich Vincula, die geeignet sein könnten, die Art zum Erlöschen zu bringen, so wie vor uns andere Species verschwunden sind (Riesenhirsch, Säbeltiger).

2. Die rechte Herzkammer ist bezüglich der Sauerstoffversorgung besser ausgestattet als die linke. Die Störanfälligkeit gegen Sauerstoffmangel ist links unverhältnismäßig größer.

3. Die Coronararterien werden intermittierend durchblutet, sie bedienen ein Organ, das sich durch seine rhythmische Kontraktion die Blutzufuhr selbst stranguliert.

4. Wir unterscheiden zwei Hauptformen der Coronarsklerose. In etwa 1/3 aller Fälle spielen Infektion, Zigarettenkonsum, psychophysischer Streß eine richtunggebende Rolle. Die Therapie sollte *auch* eine antiinfektiöse sein.

5. Die chirurgische Revascularisation gleicht dem faszinierenden Experiment, nicht nur Schäden zu beheben, sondern neue Strombetten zu erschließen. Der Weg ist insofern vorgezeichnet, als die Regionen der in der Geschichte der Wirbeltiere vorhanden gewesenen, jedoch verloren gegangenen Zubringergefäße — die dorsale Atrioventrikularregion und die muskuläre Herzspitze (dies sind die Insertionslinien des Mesocardium dorsale und des Herzbandes) — für eine etwaige Implantation von künstlich herangeführten Arterien oder Kunststoffprothesen bevorzugt werden sollten.

6. Denn nur diese Gebiete, sie liegen ventroapikal und dorsobasal, können als hilfsbedürftige und einer Verbesserung zugängliche Regionen gelten, *falls* die Implantationen rechtzeitig vorgenommen werden. Sind

erst Verödungen entstanden und Herzmuskelschwielen ausgebildet, dürften Implantate keinen Erfolg bringen.

7. Bevor diese Zusammenhänge wirklich verstanden sind, ist es wahrscheinlich vernünftiger, die Wiederherstellungschirurgie der unwegsam gewordenen Coronariae nach besten Kräften zu fördern.

Literatur

Bargmann, W.: Bau des Herzens. In: W. Bargmann u. W. Doerr, Das Herz des Menschen, Bd. I, S. 88. Stuttgart: Thieme 1963.
Benninghoff, A.: Das Herz. In: Volk, Göppert, Kallius, Lubosch, Handbuch der vergleichenden Anatomie der Wirbeltiere, Bd. 6, S. 467. Berlin u. Wien: Urban & Schwarzenberg 1933.
Biörck, I.: Verlauf der koronaren Herzkrankheit. Koronare Herzkrankheit und Verschluß der Gliedmaßenarterien, S. 12. Bern u. Stuttgart: Huber 1968.
Bredt, H.: Über die Sonderstellung der tödlichen jugendlichen Coronarsklerose und die geweblichen Grundlagen der akuten Coronarinsuffizienz. Beitr. path. Anat. **110**, 295 (1949).
Büchner, F.: Die Coronarinsuffizienz. Dresden u. Leipzig: Th. Steinkopff 1939.
Büchner, F.: Die allgemeine Pathologie des Blutkreislaufes. In: Handbuch der Allgemeinen Pathologie, Bd. V, 1, I, S. 791. Berlin-Göttingen-Heidelberg: Springer 1961.
Burck, H. C.: Hoher und trichterförmiger Ursprung der Herzkranzarterien. Beitr. path. Anat. **128**, 139 (1963).
Davies, M. J.: Pathology and conducting tissue of the heart. London: Butterworths 1971.
Doerr, W.: Über die Ursachen bestimmter Formen sog. kardialer Rechtsinsuffizienz. Z. Kreisl.-Forsch. **40**, 92 (1951).
Doerr, W.: Allgemeine Pathologie der Organe des Kreislaufes. In: Handbuch der allgemeinen Pathologie, Bd. III, Tl. 4, S. 205. Berlin-Heidelberg-New York: Springer 1970.
Edwards, J. E.: What is myocardial infarction? Circulation, Suppl. IV to 39 u. 40, p. 5, (1969).
Emmrich, P.: Pathologisch-anatomische Beobachtungen zum Zusammenhang zwischen Myokardinfarkt, Koronarthrombose und akutem Herztod. Z. ges. inn. Med. **25**, 251 (1970).
Goerttler, Kl.: Die Mißbildungen des Herzens und der großen Gefäße. In: E. Kaufmann u. M. Staemmler, Lehrbuch der speziellen pathologischen Anatomie, 11. u. 12. Aufl., Erg.-Bd. I, 1. Hälfte, 2. Liefg., S. 300. Berlin: W. de Gruyter 1969.
Grosse-Brockhoff, F.: Besonderheiten der Coronardurchblutung. In: F. Grosse-Brockhoff, Pathologische Physiologie, 2. Aufl., S. 215. Berlin-Heidelberg-New York: Springer 1969.
Grote, J.: Die Sauerstoffdiffusion im menschlichen Herzmuskel. Inaug.-Diss. Kiel 1961.
Haarhoff, Kl.: Koronarsklerose, Hypertonie, Myokardinfarkt. Beitr. path. Anat. **139**, 170 (1969).
Hackel, D. B., Estes, E. H., Walston, A., Hoff, St., Day, E.: Some problems concerning coronary artery occhlusion and acute myocardial infarction, Circulation, Suppl. IV to 39 u. 40, p. 31 (1969).
Hackensellner, H. A.: Koronaranomalien unter 1000 auslesefrei untersuchten Herzen. Anat. Anz. **101**, 123 (1954).

Hackensellner, H. A.: Typische Koronararterienanomalien unter 1000 auslesefrei untersuchten Herzen. Zbl. allg. Path. path. Anat. **92**, 368 (1954).
Hackensellner, H. A.: Über akzessorische, von der Arteria pulmonalis abgehende Herzgefäße und ihre Bedeutung für das Verständnis der formalen Genese des Ursprunges einer oder beider Coronararterien von der Lungenschlagader. Frankfurt. Z. Path. **66**, 463 (1955).
Hackensellner, H. A.: Akzessorische Kranzgefäßanlagen der Arteria pulmonalis unter 63 menschlichen Embryonenserien mit einer größten Länge von 12 bis 36 mm. Z. mikr. anat. Forsch. **62**, 153 (1956).
Haust, M. D.: Injury and repair in the pathogenesis of atherosclerothic lesions. In: R. J. Jones, Atherosclerosis. Proc. 2nd Int. Sympos., p. 12. Berlin-Heidelberg-New York: Springer 1970.
Heine, Hartmut: Die Coronargefäße der Insectivora. Mit einem Beitrag zum Lymphgefäßsystem des Säugetierherzens, untersucht an Erinaceus europaeus L. Z. Anat. Entwickl.-Gesch. **131**, 193 (1970).
Herzog, R., Schoenmackers, J.: Versuch einer objektiven Graduierung der Koronarsklerose. Arch. Kreisl.-Forsch. **62**, 72 (1970).
Hieronymi, G.: Über den altersbedingten Formwandel elastischer und muskulärer Arterien. Sitzungsber. Heidelberger Akademie der Wissenschaften, math.-nat. Kl., Abh. 3. Berlin-Göttingen-Heidelberg: Springer 1956.
Hoffmann, E., Kisseler, B., Gebhardt, Ch., Buysch, K. H.: Verteilungsmuster der Coronargefäße unter Darstellung der Versorgungsareale der großen Koronargefäßstämme. Arch. Kreisl.-Forsch. **62**, 91 (1970).
Holzmann, M.: cf. A. Senning; Aussprache zu diesem.
Hudson, R. E. B.: Pathology of ischaemic heart disease. In: Ischaemic heart disease von J. H. de Haas, H. C. Hamker u. H. A. Snellen, S. 3. Leiden: University Press 1970.
Jäckel-Fippinger, Chr.: Juvenile Coronarsklerose. Eine Differentialdiagnose der Mors subita. Inaug: Diss. Heidelberg 1971.
Krießmann, A., Wegener, K.: Morphologische Längsschnittstudie der linken Herzkranzschlagader. Beitrag zur Kenntnis der Gangarten der Coronarsklerose. Virchows Arch. Abt. A **349**, 332 (1970).
Kuchinka, A.: Über Coronaranomalien. (Sitzg. vom 26. 1. 1942.) Wien. klin. Wschr. **447**, 1943.
Letterer, E.: Allgemeine Pathologie. Stuttgart: Thieme 1959.
Liebegott, G.: Vergleichende angiographische und histotopographische Untersuchungen am Coronarsystem des Hypertonikers. In: Herzinsuffizienz, S. 346. Sympos. Würzburg 1963. Stuttgart: Thieme 1964.
Löffler, W.: Kleiner Rückblick auf das medizinische Wien aus der Perspektive eines Schweizer Studenten. 1909/1910. Dies und das über den Herzinfarkt. Wien. klin. Wschr. **75**, 536 (1963).
Lüthy, E., Wirz, P., Rutishauser, W., Krayenbühl, H. P., Scheu, H.: Herz. In: W. Siegenthaler, Klinische Pathophysiologie, S. 448. Stuttgart: Thieme 1970.
Meessen, H.: Über den plötzlichen Herztod bei Frühsklerose und Frühthrombose der Koronararterien bei Männern unter 45 Jahren. Z. Kreisl.-Forsch. **36**, 185 (1944).
Meessen, H.: Pathologie des Herzinfarktes. In: Heilmeyer, L., u. H.-J. Holzmeier, Herzinfarkt und Schock, S. 1. Stuttgart: Thieme 1969.
Meessen, H.: Contribution on the morphology of coronary sclerosis. Thrombosis and coronary heart disease. Adv. Cardiol. **4**, 3 (1970).
Morgan, A. D.: The pathogenesis of coronary occlusion. Oxford: Blackwell 1956.
Müller, A.: Physiologie des Coronarkreislaufes. Cardiologia (Basel) **40**, 62 (1962).

Müller, E.: Die tödliche Coronarsklerose bei jüngeren Männern. Beitr. path. Anat. **110**, 103 (1949).

Neufeld, H. N., Wagenvoort, C. A., Edwards, J. E.: Coronary arteries in fetuses, infants, juveniles and young adults. Lab. Invest. **11**/II, 837 (1962).

Piringer-Kuchinka, A.: Typische Varietät der Coronararterien. Anat. Anz. **98**, 97 (1951).

Robb, J. S.: Comparative basic cardiology. New York and London: Grune and Stratton 1965.

Roßner, J. A.: Morphologische Untersuchungen an identischen Strukturen im Licht- und Elektronenmikroskop mit der kontinuierlichen morphologischen Untersuchungstechnik (KMU-Technik). Herbsttag. Dtsch. Ges. Path., 3. Oktober 1971, Verhandl. 55, 824 (1971).

Rotter, Wg.: Über die Bedeutung der Ernährungsstörung, insbesondere des Sauerstoffmangels für die Pathogenese der Gefäßveränderungen mit besonderer Berücksichtigung der „Endarteriitis obliterans" und der „Arteriosklerose", zugleich ein Beitrag zum Entzündungsproblem. Beitr. path. Anat. **110**, 46 (1949).

Schoenmackers, J.: Die Blutversorgung des Herzmuskels und ihre Störungen. In: E. Kaufmann und M. Staemmler, Lehrbuch der speziellen pathologischen Anatomie, S. 59. Erg.-Bd. I, 1. Hälfte. Berlin: W. de Gruyter 1969.

Schütz, E.: Physiologie des Herzens. In: W. Trendelenburg u. E. Schütz, Lehrbuch der Physiologie. Berlin-Göttingen-Heidelberg: Springer 1958.

Senning, Å.: Direkte Chirurgie der Koronararterien. In: L. K. Widmer, P. Waibel u. A. Kappert, Koronare Herzkrankheit und chronischer Verschluß der Gliedmaßenarterien, S. 38. Bern u. Stuttgart: Huber 1968.

Singer, D. B.: Histology of the coronary arteries in congenital heart disease. Bull. Cardiovasc. Res. Center **2**, 106 (1964).

Spain, D. M., Bradess, V. A.: Frequency of Coronary Thrombi as related to duration of survival from onset of acute fatal episodes of myocardial ischemia. Circulation **22**, 816 (1960).

Spitzer, A.: Über die Ursachen und Mechanismen der Zweiteilung des Wirbeltierherzens. Wilhelm Roux' Arch. Entwickl.-Mech. Org. **45**, 686 (1919); **47**, 510 (1921).

Spitzer, A.: Über den Bauplan des normalen und mißbildeten Herzens. Virchows Arch. path. Anat. **243**, 81 (1923).

Thoma, R.: Lehrbuch der allgemeinen pathologischen Anatomie. Stuttgart: Enke 1894.

Wegener, K.: Koronarverschluß. Arch. Kreisl.-Forsch. **58**, 102 (1969).

Wegener, K., Bersch, W., Köhler, Cl., Höpker, W. W.: Lumeneinengung und Mediaatrophie bei Coronarsklerose in Abhängigkeit vom Diabetes mellitus, Hypertonie, Geschlecht und Seitenarterienabgang. Herbsttag. Dtsch. Ges. Path., 1. Oktober 1971. Verhandl. 55, 799 (1971).

Uehlinger, E.: Krankheit und Umwelt. Jahreskurse ärztl. Fortbild. **12**, 551 (1962).

Zinck, K. H.: Weiteres über Sondervorrichtungen an Kranzgefäßen. Klin. Wschr. **20**, 1032 (1941).

Sitzungsberichte der Heidelberger Akademie der Wissenschaften
Mathematisch-naturwissenschaftliche Klasse

Erschienene Jahrgänge

Inhalt des Jahrgangs 1960/61:

1. R. Berger. Über verschiedene Differentenbegriffe. DM 8.40.
2. P. Swings. Problems of Astronomical Spectroscopy. DM 3.50.
3. H. Kopfermann. Über optisches Pumpen an Gasen. DM 5.80.
4. F. Kasch. Projektive Frobenius-Erweiterungen. DM 6.—.
5. J. Petzold. Theorie des Mößbauer-Effektes. DM 13.80.
6. O. Renner. William Bateson und Carl Correns. DM 4.—.
7. W. Rauh. Weitere Untersuchungen an Didiereaceen. 1. Teil. DM 43.80.

Inhalt des Jahrgangs 1962/64:

1. E. Rodenwaldt und H. Lehmann. Die antiken Emissare von Cosa-Ansedonia, ein Beitrag zur Frage der Entwässerung der Maremmen in etruskischer Zeit. DM 6.90.
2. Symposium über Automation und Digitalisierung in der Astronomischen Meßtechnik Herausgegeben von H. Siedentopf. DM 32.80.
3. W. Jehne. Die Struktur der symplektischen Gruppe über lokalen und dedekindschen Ringen. DM 15.40.
4. W. Doerr. Gangarten der Arteriosklerose. DM 11.40.
5. J. Kuprianoff. Probleme der Strahlenkonservierung von Lebensmitteln. DM 5.20.
6. P. Čolak-Antić. Dreidimensionale Instabilitätserscheinungen des laminarturbulenten Umschlages bei freier Konvektion längs einer vertikalen geheizten Platte. DM 14.40.

Inhalt des Jahrgangs 1965:

1. S. E. Kuss. Revision der europäischen Amphicyoninae (Canidae, Carnivora, Mam.) ausschließlich der voroberstampischen Formen. DM 38.80.
2. E. Kauker. Globale Verbreitung des Milzbrandes um 1960. DM 7.20.
3. W. Rauh und H. F. Schölch. Weitere Untersuchungen an Didiereaceen. 2. Teil. DM 70.—.
4. W. Felscher. Adjungierte Funktoren und primitive Klassen. DM 18.—.

Inhalt des Jahrgangs 1966:

1. W. Rauh und I. Jäger-Zürn. Zur Kenntnis der Hydrostachyaceae. 1. Teil. DM 30.60.
2. M. R. Lemberg. Chemische Struktur und Reaktionsmechanismus der Cytochromoxydase (Atmungsferment). DM 4.80.
3. R. Berger. Differentiale höherer Ordnung und Körpererweiterungen bei Primzahlcharakteristik. DM 23.—.
4. E. Kauker. Die Tollwut in Mitteleuropa von 1953 bis 1966. DM 5.40.
5. Y. Reenpää. Axiomatische Darstellung des phänomenal-zentralnervösen Systems der sinnesphysiologischen Versuche Keidels und Mitarbeiter. DM 3.60.

Inhalt des Jahrgangs 1967/68:

1. E. Freitag. Modulformen zweiten Grades zum rationalen und Gaußschen Zahlkörper. DM 19.—.
2. H. Hirt. Der Differentialmodul eines lokalen Prinzipalrings über einem beliebigen Ring. DM 9.30.

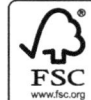

If you have any concerns about our products,
you can contact us on
ProductSafety@springernature.com

In case Publisher is established outside the EU,
the EU authorized representative is:
**Springer Nature Customer Service Center GmbH
Europaplatz 3, 69115 Heidelberg, Germany**

Printed by Libri Plureos GmbH
in Hamburg, Germany